TRAITÉ COMPLET
D'ANATOMIE CHIRURGICALE,
GÉNÉRALE ET TOPOGRAPHIQUE
DU CORPS HUMAIN,
OU
ANATOMIE
CONSIDÉRÉE DANS SES RAPPORTS AVEC LA PATHOLOGIE CHIRURGICALE
ET LA MÉDECINE OPÉRATOIRE;

Deuxième édition, entièrement refondue,

ET AUGMENTÉE, EN PARTICULIER, DE TOUT CE QUI CONCERNE L'ANATOMIE GÉNÉRALE;

PAR ALF. A. L. M. VELPEAU,

Chirurgien de l'hôpital de la Pitié et des dispensaires de la Société philanthropique, agrégé de la Faculté de Médecine, professeur d'anatomie, de pathologie chirurgicale et de médecine opératoire et d'accouchements, chevalier de la Légion-d'Honneur, membre de l'Académie royale de Médecine et de la Société médicale d'émulation de Paris, correspondant des Sociétés médicales de Tours, Louvain, Rio-Janeiro, de la Société libre d'Agriculture, Sciences, Arts et Belles-Lettres du département de l'Eure, etc., etc.

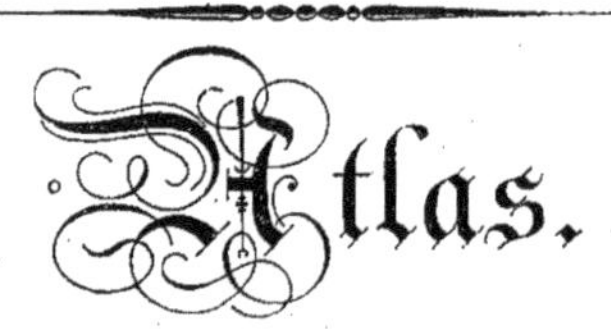

A PARIS,
CHEZ MÉQUIGNON-MARVIS PÈRE ET FILS, LIBRAIRES-ÉDITEURS,
RUE DU JARDINET, N° 13.

BRUXELLES, TIRCHER. — GAND, DUJARDIN. — LIÉGE, DESOER. — MONS, LEROUX.

1833.

IMPRIMERIE DE PLASSAN, RUE DE VAUGIRARD, N° 15.

TRAITÉ COMPLET

D'ANATOMIE CHIRURGICALE.

EXPLICATION DES PLANCHES.

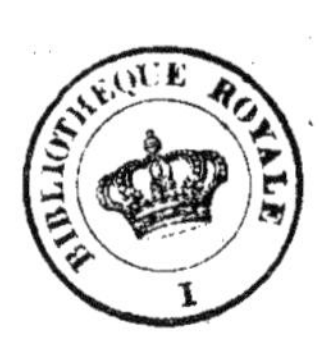

A.

PLANCHE I.

COUPE VERTICALE DE LA TÊTE ET DU COU.

—

1 1. Coupe des os occipital et frontal.
2. Bosse occipitale.
3 3. Limites du trou occipital.
5. Fosse cérébrale postérieure.
6. Fosse cérébrale moyenne ou temporo-pariétale.
7. Fosse cérébrale antérieure ou frontale.
8. Fosse et glande pituitaire.
9. Fosse cérébelleuse.
10. Tente du cervelet, relevée par un crochet.
11. Coupe d'un sinus latéral.
12. Nerf optique.
13. Nerf moteur commun.
14. Nerf pathétique.
15. Nerf moteur externe.
16. Nerf trifacial.
17. Nerf facial.
18. Nerfs de la huitième paire.
19 19. Nerf spinal, remontant au crâne pour sortir avec la huitième paire.
20. Nerf grand hypoglosse.
21. Lobule du nez.
22. Lèvre supérieure.
23 23. Voûte palatine.
24. Luette, modérément soutenue par une épingle.
25 25. Cornet inférieur ou maxillaire.
26. Ouverture de l'antre d'Hyghmore au milieu du méat moyen.
27. Cornet moyen ou ethmoïdal relevé.
28. Méat supérieur.
29 29. Lame criblée, ou coupe de la fosse antérieure moyenne du crâne.
30. Ouverture anormale du méat supérieur, communiquant avec les cellules ethmoïdales.
31. Sinus sphénoïdal.
32. Coupe de l'apophyse basilaire.
33. Stylet porté dans le sinus sphénoïdal, 31, par l'ouverture droite des narines et le méat supérieur.
34. Autre stylet, traversant de bas en haut les voies lacrymales, et ressortant par le grand angle, 37.
35. Autre stylet porté dans le sinus frontal, 36, par la partie antérieure du méat moyen.
38. Coupe de la mâchoire supérieure et d'une dent.
39. Intérieur de la bouche et bords alvéolaires dégarnis de dents.
40. Dernière dent molaire supérieure conservée.
41. Dernière dent molaire inférieure conservée.
42 42. Coupe de la langue tirée en avant pour tendre les parties.
43. Fossette coronoïdienne.
44. Pilier antérieur.
45. Pilier postérieur du voile du palais.
46. Amygdale.
47. Trompe d'Eustache.
48 48 48. Cavité pharyngienne.
49. Coupe de l'arc antérieur de l'atlas.
50 50. Masse cellulo-graisseuse qui sépare le pharynx de la cavité rachidienne.
51. Canal vertébral.
52. Apophyse odontoïde.
53. Vertèbre axis.
54 54. Couche cellulo-graisseuse placée entre les vertèbres et le tube pharyngo-œsophagien.
55 55. Œsophage.
56 56. Trachée artère.
57. Coupe du cartilage cricoïde.
58. Cloison œsophago-trachéale.
59. Cavité du larynx.
60. Ventricule du larynx.
61. Ventricule surnuméraire du larynx.
62. Coupe de l'épiglotte.
63. Membrane thyro-hyoïdienne.
64. Glande ou masse hyo-épiglottique.
65. Cartilage thyroïde.
66. Os hyoïde.
67. Muscle génio-hyoïdien.
68. Mâchoire inférieure.
69. Lèvre inférieure.
70. Téguments du cou.
71. Couche sous-cutanée et peaucier.
72. Fascia cervicalis.
73. Feuillet antérieur du fascia cervicalis.
74. Feuillet postérieur du fascia cervicalis.
75. Masse cellulo-graisseuse qui sépare ces deux feuillets.

Coupe verticale de la tête et du cou.

Pl. 1.

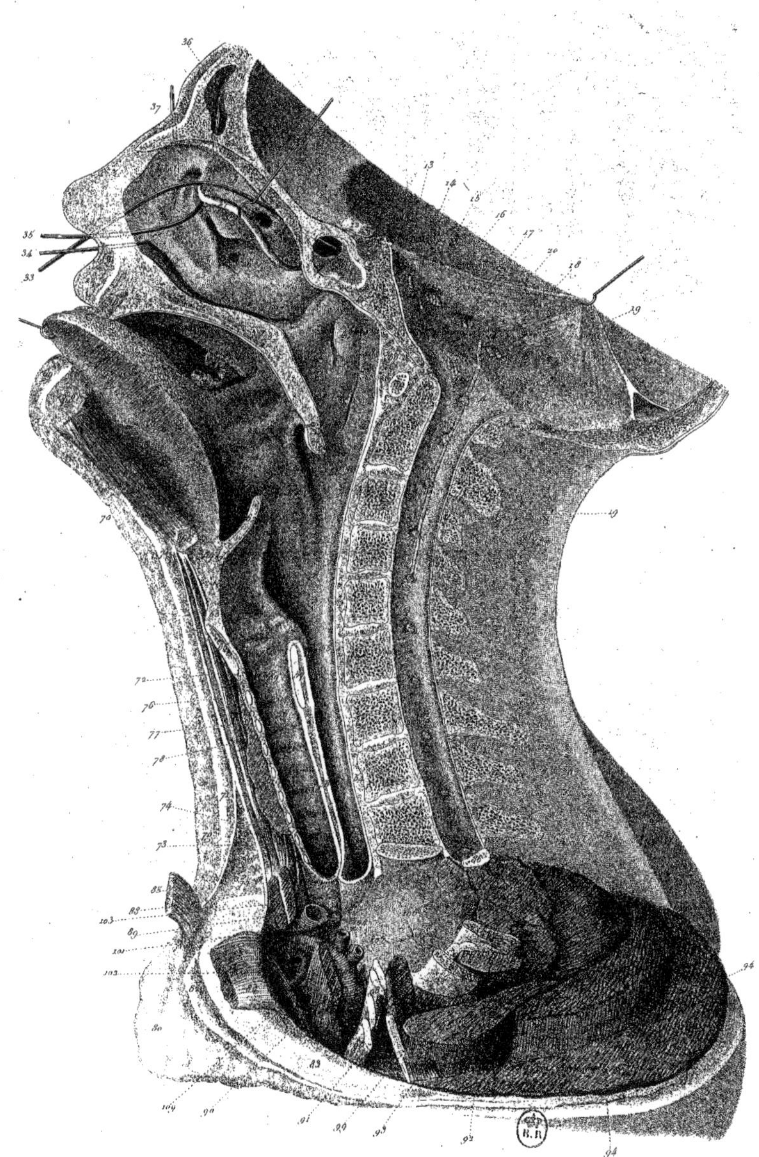

Chazal del.

76. Muscle sterno-hyoïdien droit.
77. Lame aponévrotique, qui sépare ce muscle du suivant.
78. Muscle sterno-thyroïdien droit.
79. Coupe du corps thyroïde.
80. Téguments renversés sur le sternum.
81 81. Partie postérieure et externe de l'épaule.
82. Fascia cervicalis abaissé.
83. Clavicule.
84 et 85. Les deux racines du muscle sterno-mastoïdien.
86. Coupe des premières vertèbres dorsales.
87. Coupe des deux premières côtes.
88 et 89. Racine des muscles sterno-hyoïdien et sterno-thyroïdien gauches.
90. Scalène antérieur.
91. Scalène postérieur.
92. Muscles profonds de la poitrine.
93. Muscle scapulo-hyoïdien.
94 94. Muscle trapèze.
95. Muscle angulaire de l'omoplate.
96. Muscle grand dentelé.
97. Muscle des gouttières vertébrales.
98 98. Nerfs du plexus brachial.
99. Nerf sus-scapulaire.
100. Artère sous-clavière entre les deux scalènes.
101. Carotide gauche se plaçant à côté de la trachée.
102. Artère mammaire interne.
103. Carotide droite.
104. Artère thyroïdienne inférieure.
105. Artère cervicale postérieure.
106. Cul-de-sac de la plèvre, laissant apercevoir le poumon.
107. Origine des bronches.
108. Continuation de l'œsophage.
109. Veine sous-clavière.

PLANCHE II.

RÉGION THORACO-FACIALE.

—

1 1 1. Téguments renversés.
2 2 2. Aponévrose cervicale, dédoublée pour engaîner le muscle sterno-mastoïdien droit, 3 3.
4 4. Aponévrose renversée en arrière du sterno-mastoïdien gauche.
5 5. Portion supérieure du peaucier, relevée sur la face.
6 6. Muscle masseter.
7 7. Face externe de la mâchoire inférieure.
8 8 8. Portion charnue des muscles digastriques.
9. Tendon du même muscle.
10 10. Muscle stylo-hyoïdien, perforé par le digastrique.
11 11 11. Muscle sterno-mastoïdien gauche, se bifurquant en bas.
12 12 12. Muscle omoplat-hyoïdien.
13. Muscle sterno-hyoïdien.
14. Muscle sterno-thyroïdien.
15. Muscle thyro-hyoïdien.
16 16. Faisceau anormal, qui s'étend de la glande thyroïde à l'os hyoïde.
17. Muscle sterno-hyoïdien droit, entier et en place.
18. Muscle sterno-thyroïdien, *id.*
19 19. Muscle crico-thyroïdien.
20 20. Muscle constricteur du pharynx.
21. Os hyoïde.
22. Grande corne de l'os hyoïde.
23. Membrane ou espace thyro-hyoïdien.
24. Angle saillant du cartilage thyroïde.
25. Cartilage cricoïde.
26. Membrane crico-thyroïdienne.
27. Trachée artère.
28. Corps thyroïde.
29. Œsophage.
30. Coupe verticale du sternum.
31. Portion externe de la clavicule.
32. Première côte, aussi coupée.
33 33. Crosse de l'aorte.
34. Veine cave supérieure.
35 35. Tronc innominé.
36 36. Artère carotide primitive gauche.
37 37. Artère sous-clavière gauche.
38. Artère cervicale ascendante.
39 39. Veine sous-clavière gauche.
40. Veine thyroïdienne inférieure.
41 41. Veine jugulaire interne gauche.
42 42. Veine jugulaire externe gauche
43. Artère mammaire interne.
44. Veine mammaire interne.
45. Artère sus-scapulaire.
46. Artère cervicale postérieure.
47. Artère thyroïdienne inférieure.
48. Plexus veineux de la thyroïde.
49. Tronc de l'artère thyroïdienne supérieure, fournissant la branche 53 à l'espace thyro-hyoïdien, aux muscles du larynx et au muscle sterno-mastoïdien, ainsi que l'artère crico-thyro-hyoïdienne, 50, avant de se perdre dans la glande thyroïde.
51. Veine thyroïdienne supérieure.
52. Veine faciale, ou jugulaire antérieure.
54 54. Carotide externe.
55 55. Carotide interne.
56. Artère occipitale.
57. Artère auriculaire antérieure.
58. Artère maxillaire externe.
59. Artère sous-mentale.
60. Artère faciale.
62. Glande sous-maxillaire, entourée de ses ganglions lymphatiques et des vaisseaux sanguins sus-hyoïdiens.
63 63. Glande parotide, divisée en deux pour mettre à nu les muscles et les vaisseaux.
64. Oreille, relevée par une épingle, pour laisser voir à travers la peau, les arborisations de son artère.
65. Canal thoracique, dilaté à son entrée dans la veine sous-clavière au-devant de l'artère.
66. Canal thoracique arrivant de la poitrine au cou.
67. Nerf diaphragmatique, passant au-devant de la crosse aortique.
68 68. Nerf pneumo-gastrique avant et après avoir fourni le récurrent.
69. Nerf récurrent, contournant la crosse de l'aorte pour se placer entre l'œsophage et la trachée.
70. Tronc du grand hypoglosse.
71. Branche descendante du grand hypoglosse.
72. Branche linguale qui remplace aussi par anomalie une des branches du laryngé supérieur.
73. Nerf grand sympathique.
74. Nerf cardiaque moyen.

Dans cette coupe, disposée de manière à faire voir la région parotidienne, la région sus-hyoïdienne, la région sous-hyoïdienne, la région sus-claviculaire, le sommet de la poitrine et une partie de la face, le sujet est placé un peu de côté, la tête inclinée en arrière et à droite, en même temps que l'épaule se trouve modérément abaissée et refoulée en arrière. C'est pour cette raison que certains objets, la veine jugulaire et la carotide, par exemple, semblent plus écartés que dans la nature, et que d'autres sont en apparence trop fortement tendus. Mais sans cette précaution une foule de parties n'auraient pas été aperçues.

Région cervicale.

Pl. 2.

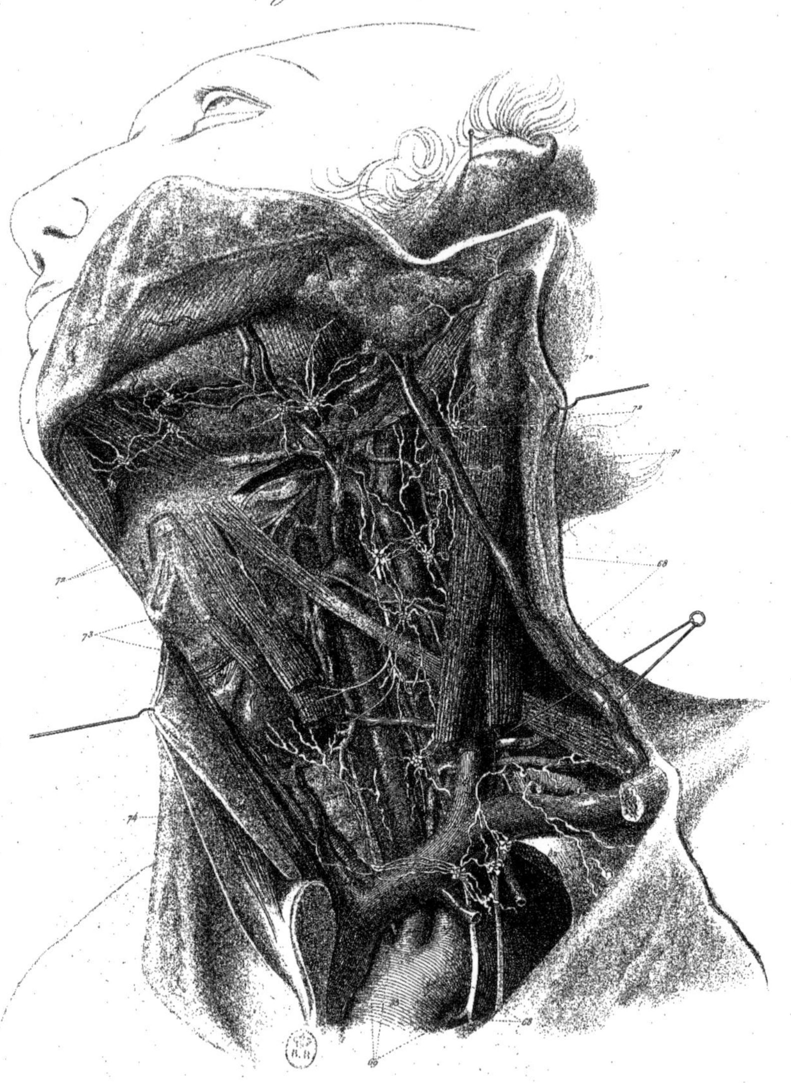

PLANCHE III.

VUE DE LA PARTIE LATÉRALE DU COU ET DU DEVANT DE L'AISSELLE.

A. PORTION SUS-CLAVICULAIRE.

1 1 1. Téguments du cou, renversés en arrière.

2 2 2. Peaucier, relevé en avant.

3. Bord antérieur du muscle trapèze.

4 4 4. Corps et branches du sterno-mastoïdien.

5. Portion tendineuse ou rétrécie de l'omoplat-hyoïdien.

6 6. Scalène antérieur.

7. Scalène postérieur.

8 8 8. Muscles profonds des côtés du cou.

9 9. Artère sous-clavière.

10 10. Artère cervicale postérieure, naissant en dedans du scalène d'un tronc qui lui est commun avec la cervicale ascendante.

12. Branche postérieure de la cervicale ascendante.

11 11. Artère sus-scapulaire.

13 13. Veine jugulaire interne.

14 14 14 14. Veine jugulaire externe, et autres veines superficielles venant s'ouvrir dans la veine sous-clavière.

15 15 15. Veines sous-aponévrotiques, se réunissant en un tronc qui vient s'ouvrir dans la sous-clavière, très-près du scalène antérieur.

16 16 16. Nerfs cervicaux, qui vont former le plexus brachial.

17. Nerf phrénique.

18. Nerf spinal.

19 19 19. Branches sus-acromiales, sus-claviculaire, etc., du plexus cervical.

21 21. Rameau sous-sternal du plexus cervical.

22 22. Branches sous-mentales et antérieures du même plexus.

23 23. Branches ascendantes, auriculaires et sous-mastoïdiennes.

24 24 24. Clavicule à découvert.

B. PORTION AXILLAIRE.

25. Téguments, renversés du côté du sternum.

26. Téguments, abaissés sur le bras.

27. Muscle grand pectoral, détaché de la clavicule et abaissé.

28 28. Deltoïde, préparé de la même manière.

29. Artère axillaire.

30. Artère thoracique antérieure.

31. Artère acromiale.

32. Artère concomitante de la veine céphalique.

33. Artère acromiale proprement dite.

34. Veine axillaire.

35. Veine céphalique.

36 36 36. Muscle petit pectoral.

37. Muscle sous-clavier.

38 38 38. Faisceau divergent, qui s'étend de l'apophyse coracoïde au bras.

39 39 39 39. Ouverture faite au fascia pour montrer les artères et les veines au-devant de la clavicule.

40 40 40 40 40 40 40. Toile fibro-celluleuse, qui se continue en arrière avec l'aponévrose sous-épineuse de l'épaule, et qui sépare les parties superficielles des parties profondes de l'aisselle, de même qu'elle sépare le deltoïde de la capsule scapulo-humérale et de l'humérus.

41 41. Ligament coraco-claviculaire.

42. Bec de l'apophyse coracoïde.

44 45. Ligament clavi-acromien.

Régions susclaviculaire et axillaire.

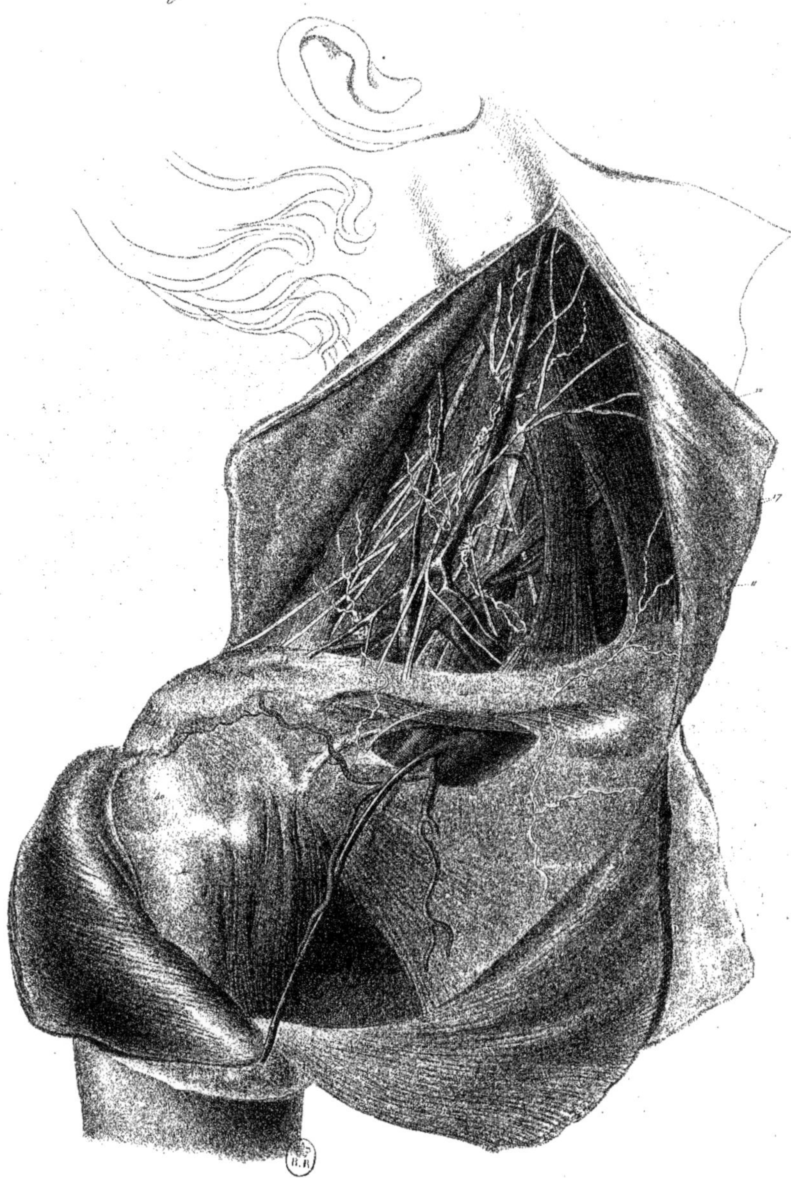

PLANCHE IV.

RÉGION AXILLAIRE.

—

(L'aisselle est vue dans ce qu'elle a de plus profond et par sa face antérieure.)

1. Côté du cou, un peu renversé à droite.
2. Bras gauche, légèrement incliné en arrière pour faire mieux ressortir le creux axillaire.

3 3. Portion thoracique du grand pectoral, renversée du côté du sternum.

4. Petit pectoral, relevé de la même manière.
5. Portion claviculaire du deltoïde.
6. Portion coracoïdienne du petit pectoral, renversée sur l'acromion.
7. Deltoïde, formant le moignon de l'épaule.
8. Deltoïde, relevé pour laisser voir la portion coracoïdienne du petit pectoral, du biceps et du coraco-brachial, 9 9.
10. Tendon du grand pectoral, renversé.
11. Grand rond et grand dorsal réunis, pour former le bord postérieur de l'aisselle.

12 12 12. Digitations du grand dentelé.

13. Téguments du creux axillaire abaissés.
14. Portion de l'aponévrose qui s'y attache.
15. Clavicule, dans l'intervalle qui sépare le grand pectoral du deltoïde.
16. Muscle sous-clavier.

17 17 17. Artère axillaire.

18. Tronc commun des thoraciques antérieurs, de l'acromiale, 19, et de la branche 20, qui descend avec la veine céphalique, 27.
21. Circonflexe antérieure, contournant l'humérus en avant.
22. Circonflexe postérieure, contournant le col de l'humérus en arrière.
23. Scapulaire commune et mammaire externe.
24. Sous-scapulaire ou scapulaire postérieure.

25 25. Veine axillaire.

26. Branches acromiales qui viennent se rendre dans la veine céphalique.

28 28. Rameaux des nerfs intercostaux qui s'épanouissent dans la couche sous-cutanée du creux de l'aisselle et de la face interne du bras.

29 29. Branche profonde des nerfs cervicaux qui va se rendre dans le grand dentelé.

30. Nerf musculo-cutané.

31 31. Nerf médian.

32. Branche postérieure du plexus brachial.
33. Circonflexe du scapulum ou scapulaire externe.
34. Mammaire externe.

Les vaisseaux et les nerfs ne paraissent tendus que par suite de l'écartement et de la rotation du membre en dehors.

On voit, du reste, que les ganglions lymphatiques forment ici deux séries : l'une qui appartient plutôt à la paroi thoracique, l'autre qui entoure le paquet vasculaire et nerveux.

Le fond noir qu'on aperçoit correspond à la fosse sous-scapulaire en arrière, à la partie inférieure ou latérale du cou en haut, et au bord antérieur de l'omoplate en bas.

Un coup-d'œil sur l'ensemble du dessin montre d'ailleurs combien il doit être difficile et dangereux d'appliquer un fil sur l'artère axillaire.

Aisselle.

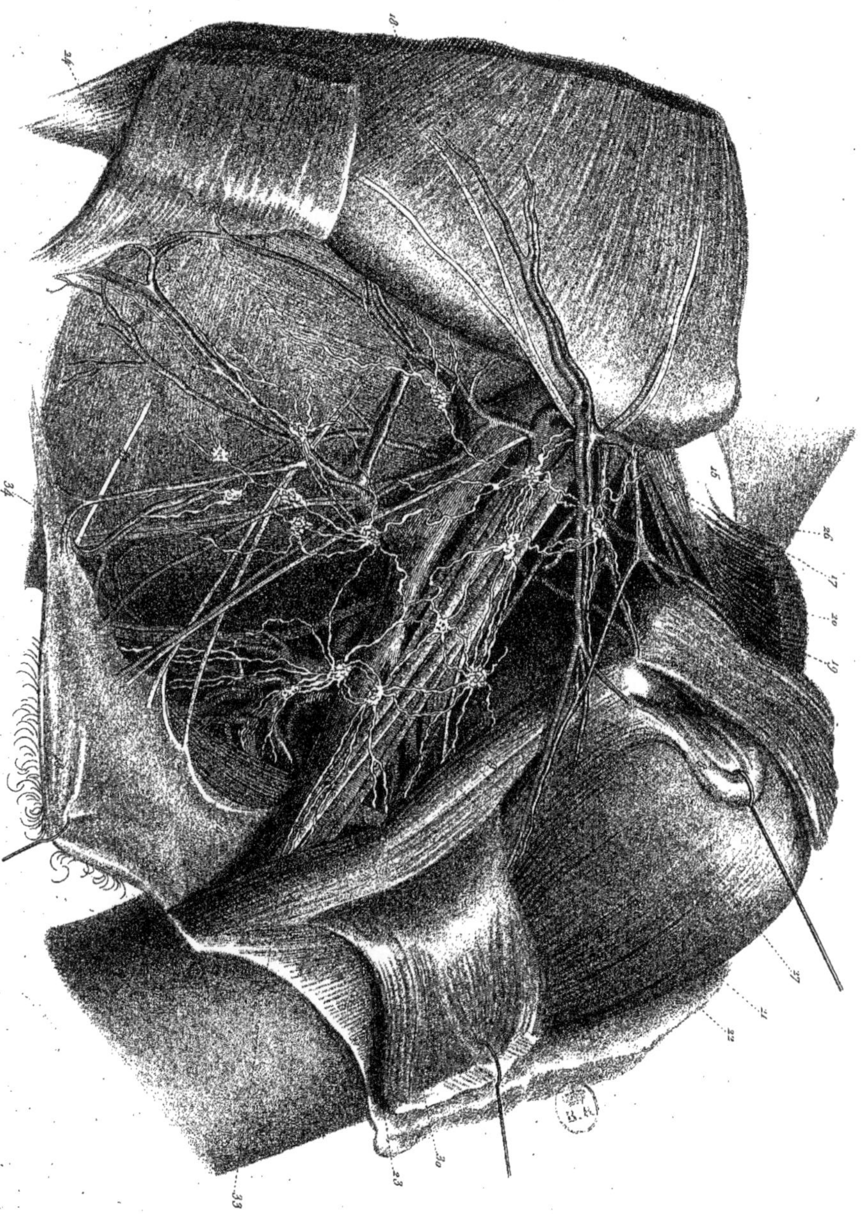

PLANCHE V.

RÉGIONS ILIAQUE ET INGUINALE.

—

a a a. Coupe des téguments du scrotum et de la ligne blanche.

b b b. Couche cutanée de l'aine, renversée en dehors et en bas.

c c c. Fascia superficialis, roulé de la même manière, et distendant les branches inguinales de la veine saphène *v*.

d d d d. Fascia superficialis abdominal, pris au-devant du ligament du Fallope, et abaissé pour montrer comment il se contourne sous le pilier externe de l'anneau, et faire voir la rigole, 11, 11, 11, de même que la tunique qu'il fournit aux bourses.

e e e. Feuillet superficiel ou falciforme du fascia lata.

f f f. Feuillet profond de la même aponévrose, vu dans le canal crural et sur le devant des muscles internes de la région.

g g g. Contour ovalaire de l'orifice inférieur du canal crural.

h. Testicule, enveloppé de toutes ses membranes, les téguments exceptés.

i i. Ligament suspenseur de la verge.

j. Artère crurale.

k. Nerf crural.

l. Lame fibreuse appartenant au feuillet profond de l'aponévrose.

m. Muscle couturier, mis à nu par le renversement de l'aponévrose *n*.

o. Nerf ordinairement situé entre le couturier et la gaîne de l'artère.

p. Artériole venant de la crurale.

q. Cloison qui sépare la veine fémorale *r* de l'artère.

s. Autre cloison qui sépare la veine du muscle droit antérieur *t*.

u u. Veine saphène interne, recevant les honteuses externes et les tégumenteuses *v v*, avant de s'ouvrir dans la crurale.

x x. Artères honteuses externes, passant l'une en avant, l'autre en arrière de la saphène.

y. Artères sous-cutanées abdominales et inguinales.

z. Artère qui, par anomalie, fait à l'extérieur ce que l'iliaque externe fait à l'intérieur.

1 1 1. Ganglions lymphatiques inférieurs, pouvant s'engorger sous l'influence de toute espèce de lésion ulcéreuse de la jambe ou du pied.

2 2 2. Ganglions lymphatiques supérieurs, ou qu'affectent surtout les maladies siphilitiques.

3. Artères dorsales du pénis.

4. Nerfs dorsaux du pénis.

5 5 5 5. Toile cellulo-fibreuse partant du contour de l'anneau pour former la tunique fibreuse du cordon.

6 6 6. Tunique érythroïde.

7 7. Anses du crémaster.

8 8. Canal déférent.

9. Artère spermatique.

10. Veine spermatique.

11 11. Rigole qui montre pourquoi le pus ou l'inflammation des bourses se porte plutôt vers l'abdomen que dans l'aine.

12 12 12. Pilier interne et angle externe de l'anneau du grand oblique.

13. Épine iliaque antéro-supérieure.

14 14 14. Ligament de Fallope.

15 15. Nerf ilio-scrotal.

16 16. Coupe du muscle petit oblique.

17 17. Ligne blanche et feuillet antérieur de la gaîne des muscles pyramidaux.

18. Feuillet profond de la même gaîne.

19. Muscle pyramidal.

20. Muscle droit antérieur.

21 21 21. Fascia transversalis.

22 22 22. Contour de l'orifice postérieur du canal inguinal.

23. Cordon testiculaire, parcourant le canal inguinal.

24. Artère épigastrique, voilée par le fascia transversalis.

25. Veine épigastrique.

Région inguinale.

Pl. 5.

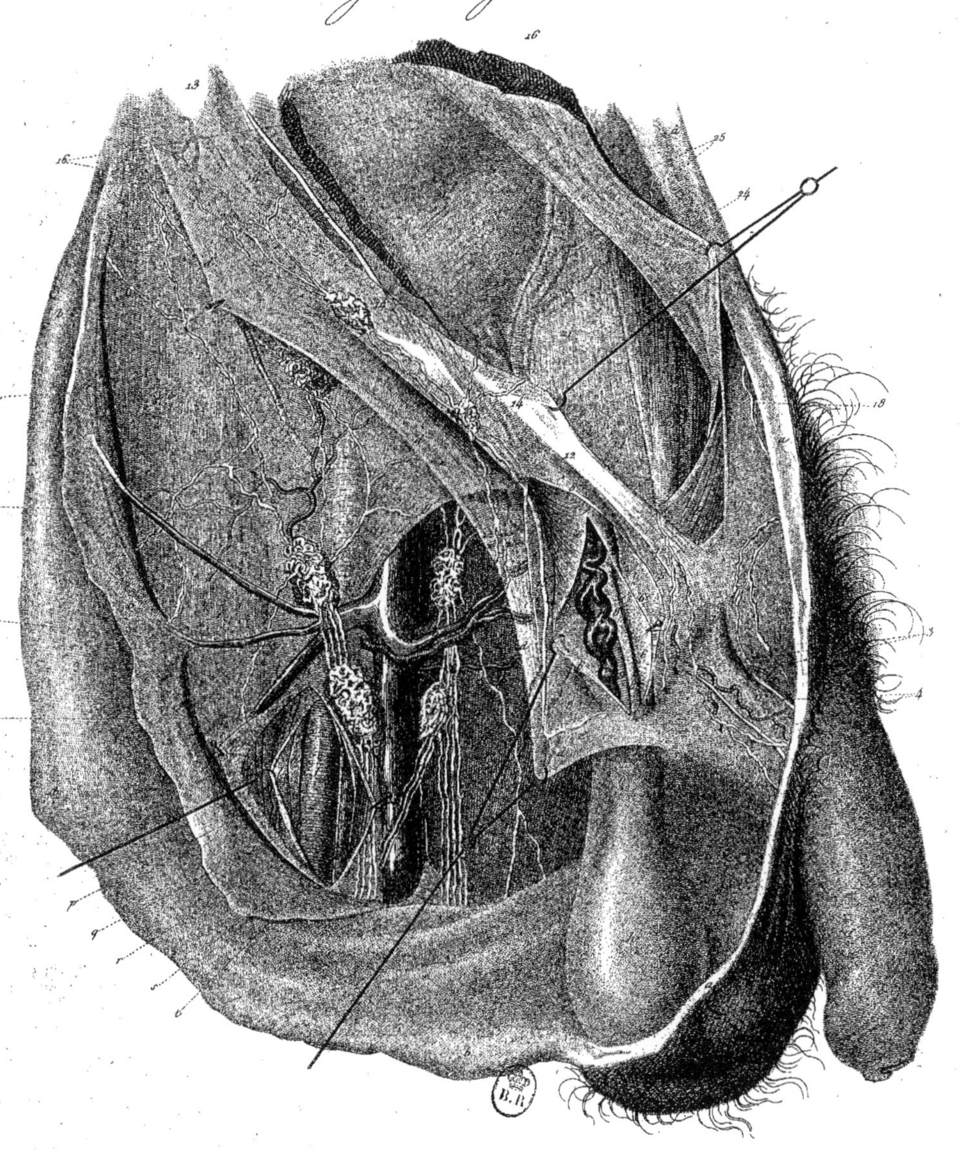

PLANCHE VI.

RÉGION ANO-PÉRINÉALE.

—

1 1 1 1. Téguments renversés et fixés par des épingles.
2 2. Lambeaux de tissu cellulo-graisseux ou du fascia superficialis, renversés et fixés de la même manière.
3. Masse cellulo-graisseuse, qui remplit l'excavation ischio-rectale.
4. Extrémité du pénis, relevée sur l'abdomen.
5 5. Testicules dépouillés de la peau, encore renfermés dans les dartos et relevés vers les aines pour mettre à nu le corps caverneux et l'urètre.
6. Portion coccygienne du grand fessier.
7. Racine du grand adducteur.
8. Tubérosité de l'ischion.
9. Terminaison du grand ligament sacro-sciatique.
Ces deux derniers objets ne se voient ici que par suite de la position où se trouve le sujet.
10 10 10. Muscle sphincter externe, partant du coccyx pour aller se perdre sous le bulbe de l'urètre.
11 11 11 11. Sphincter interne, formant un véritable cercle autour de la membrane tégumentaire qui tapisse l'intérieur de l'anus.
12 12. Aponévrose superficielle ou inférieure, soigneusement disséquée, relevée, renversée et fixée d'un côté avec une épingle pour laisser voir les organes qui siégent au-dessous.
13 13. L'autre moitié de la même aponévrose, vue en place.
14. Aponévrose moyenne ou triangulaire, percée, en avant, pour montrer l'artère honteuse.
15. La même aponévrose avec le muscle transverse du côté opposé.
16. Bulbo-caverneux à nu, glissant en arrière au-dessus de l'aponévrose 12, tandis que de l'autre côté 13, il est partout recouvert de cette aponévrose.
17. Ouverture artificielle, qui permet de voir les artères.
18. Muscle ischio-caverneux gauche, vu par la face interne de l'aponévrose.
19. Muscle ischio-caverneux droit, vu en place et voilé par le fascia.
20. Moitié de l'urètre, dont l'aponévrose a été détachée.
21. Corps caverneux gauche, également découvert.
22. Portion interne de l'aponévrose ischio-rectale.
23. Artère superficielle allant gagner le scrotum.
24. Artère honteuse interne, vue au-dessus de l'aponévrose qui tapisse ou forme la paroi externe de l'excavation ischio-rectale.
25. Artère hémorrhoïdale inférieure.
26. Autre hémorrhoïdale, qui tient en partie lieu de la transverse.
27. Tronc qui donne de ce côté la transverse 28, et la superficielle du périnée 29.
30. Honteuse interne, longeant la branche ischio-pubienne, dans le bord externe de l'aponévrose moyenne.
31. Artère du bulbe.
32. Artère superficielle, arrivant dans la couche graisseuse et aux bourses.

Aucun ganglion ne se remarque dans cette région. Les vaisseaux lymphatiques eux-mêmes y sont en petit nombre, et méritent à peine d'être mentionnés.

Région superficielle du Périnée.

Pl. 6.

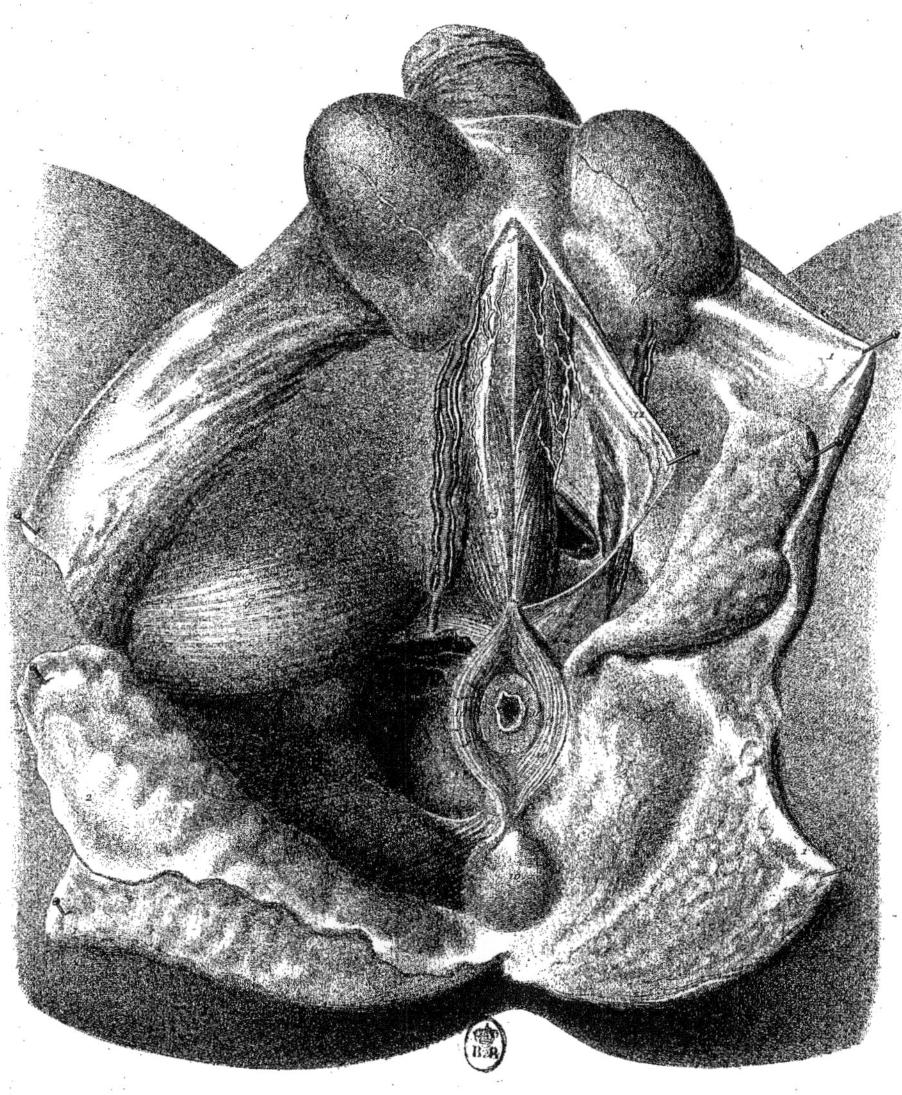

Chazal del. Corbié sc.

PLANCHE VII.

RÉGION PROFONDE DU PÉRINÉE.

---

1 1 1 1. Téguments renversés.

L'aponévrose superficielle, tout le tissu cellulo-graisseux, le muscle sphincter externe et la portion tout-à-fait inférieure de l'anus sont enlevés.

2. Extrémité libre de la verge.

3 3. Testicules, relevés avec leur enveloppe sur l'hypogastre.

4. Coccyx, dont la pointe est à nu.

5 5. Racine des muscles internes de la cuisse.

6. Portion sacro-coccygienne du grand fessier, vu en place.

7 7 7. Même muscle, détaché du coccyx et retiré en arrière pour mettre à nu le ligament sacro-sciatique 8 et les autres organes sous-jacents.

9. Partie postérieure de la tubérosité de l'ischion.

10 10. Ici, la région pelvienne ou renflée du rectum se voit presque à nu, parce que toutes les aponévroses et le muscle releveur de l'anus ont été enlevés à cet effet.

11 11. Excavation ischio-rectale, dont on a enlevé les aponévroses, et qui offre la face externe du muscle releveur de l'anus tout-à-fait à nu.

12. Espace qui sépare l'anus du coccyx.

13. Sphincter interne.

14 14. Membrane muqueuse de l'intestin, un peu renversée en dedans.

15 15 15 15. Aponévrose moyenne ou triangulaire du périnée.

16. Bulbe de l'urètre, renversé à gauche.

17 17. Racine des corps caverneux.

18. Tronc de l'artère honteuse, sortant du bassin pour s'engager entre les deux ligaments sacro-sciatiques.

19. Artère ischiatique, naissant ici d'un tronc commun avec la honteuse, et offrant un volume énorme dans sa branche descendante.

20. Artère honteuse, à découvert dans la paroi externe de l'excavation ischio-rectale.

21. Artères hémorrhoïdales, plus nombreuses que de coutume chez un sujet.

22. Artère superficielle du périnée, à nu dans toute son étendue.

23. Artère superficielle dont la racine est cachée par l'origine des muscles de l'ischion.

24. Artère transverse du périnée ou bulbeuse.

25. Artère honteuse interne, avant son passage sur le dos de la verge.

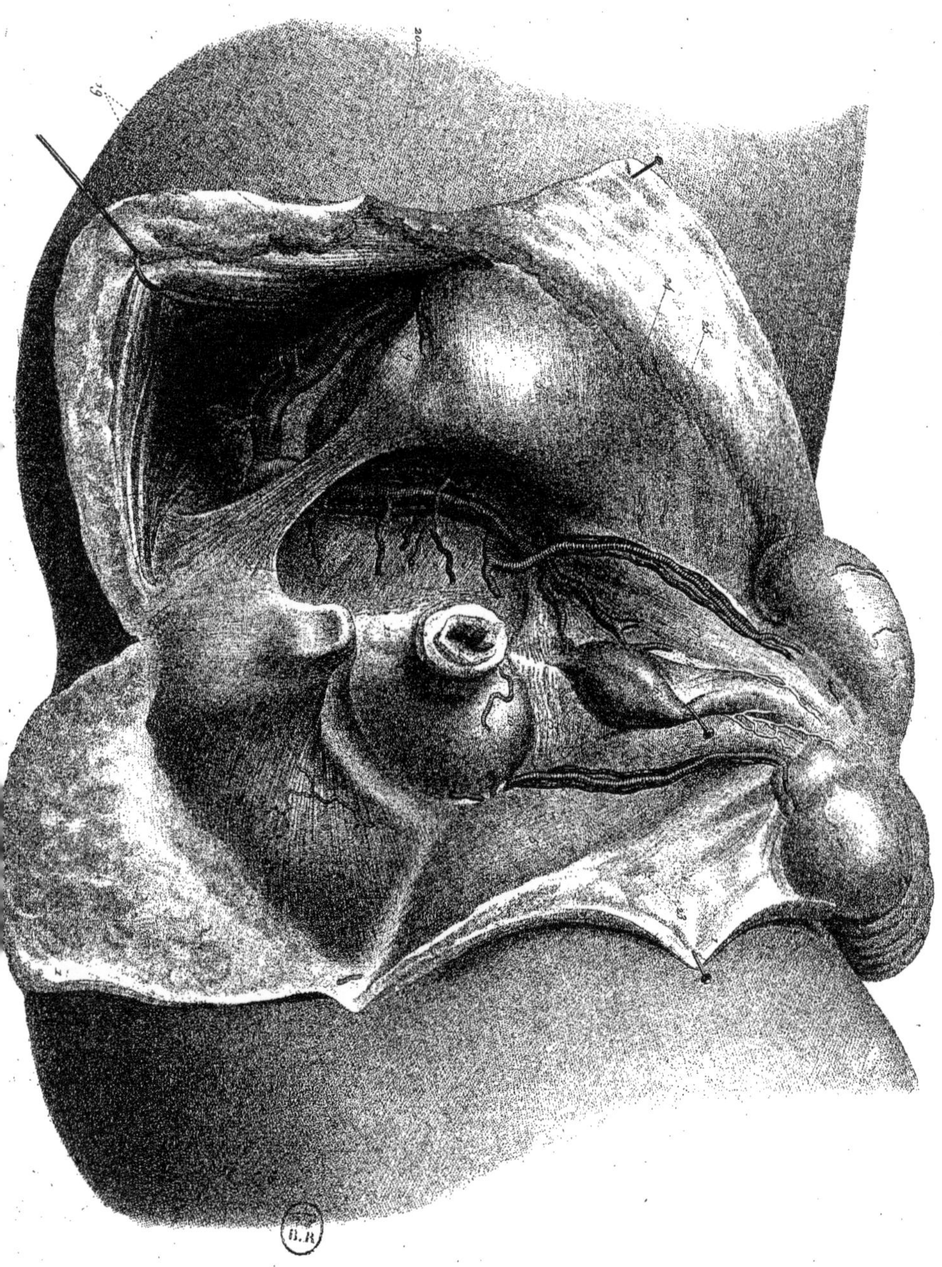

Chazal del. Corbié sc.

PLANCHE VIII.

BASSIN. — ORGANES GÉNITO-URINAIRES DE L'HOMME, VUS DE COTÉ.

1. Coupe de la symphyse, un peu à droite dans la portion osseuse.
2 2. La vessie, presque vide, tirée en avant sur la coupe précédente par une érigne pour faire voir sa portion postérieure 3 3, tapissée par le péritoine.
4 4. Rectum, dont les fibres charnues sont à nu.
5 5. Excavation recto-vésicale.
6 6. Péritoine qui passe du rectum à la vessie.
7 7. Uretère gauche.
8. Uretère droit.
9 et 10. Canaux déférents.
11 11. Vésicule séminale droite.
12. Prostate.
13. Portion membraneuse de l'urètre.
14. Portion spongieuse du même canal.
15. Son bulbe.
16 16. Muscle pubio-prostatique ou de Wilson.
17. Espace sous-pubien, qui conduit du bassin sur le dos de la verge.
18. Ligament sous-pubien.
19 19. Espace recto-urétral.
20. Racine droite du corps caverneux, coupée en travers.
21. Corps caverneux gauche.
22. Testicule gauche.
23 23. Couche sous-cutanée.
24 24. Aponévrose inférieure ou superficielle du périnée.
25. Muscle bulbo-caverneux, renversé à gauche.
26 26. Sphincter externe de l'anus.
27 27 27. Portion latérale antérieure du fascia pelvia.
28 28. Contour de la crête iliaque.
29 29 29. Fascia iliaca.
30. Angle sacro-vertébral.
31 31. Coupe verticale de la portion droite du sacrum.
32. Pointe du coccyx.
33. Terminaison de l'aorte.
34. Terminaison de la veine cave.
35. Artère iliaque primitive droite.
36 36. Veines iliaques primitives des deux côtés.
37 37 37. Artère mésentérique inférieure, allant se distribuer au rectum.
38. Artère iliaque externe gauche.
39. Veine iliaque externe gauche.
40. Artère pelvienne gauche.
41. Veine pelvienne gauche.
42. Artère fessière.
43. Artère honteuse et ischiatique.
44 44. Artère vésicale.
45. Artère obturatrice, venant de l'épigastrique.
46. Petit rameau de l'ombilicale tendant à remplacer l'obturatrice.
47 47. Ligament ombilical.
48 48. Nerf obturateur.
49. Artère épigastrique.
50 50. Veine épigastrique.
51. Branche sus-pubienne de l'épigastrique.
52. Artère iliaque antérieure.
54 54. Ouraque, ou cordon suspenseur de la vessie.
55 55. Fossette ou dépression vésico-pubienne.
56 56. Fossette crurale ou inguinale interne.
57. Anneau crural, entrée des hernies crurales.
58 58. Fossette inguinale externe conduisant à l'orifice du canal inguinal.
59 59. Muscle droit.
60. Pénis, relevé sur le devant des pubis.

Coupe du baſsin et des organes genito-urinaires de l'homme. Pl. 8.

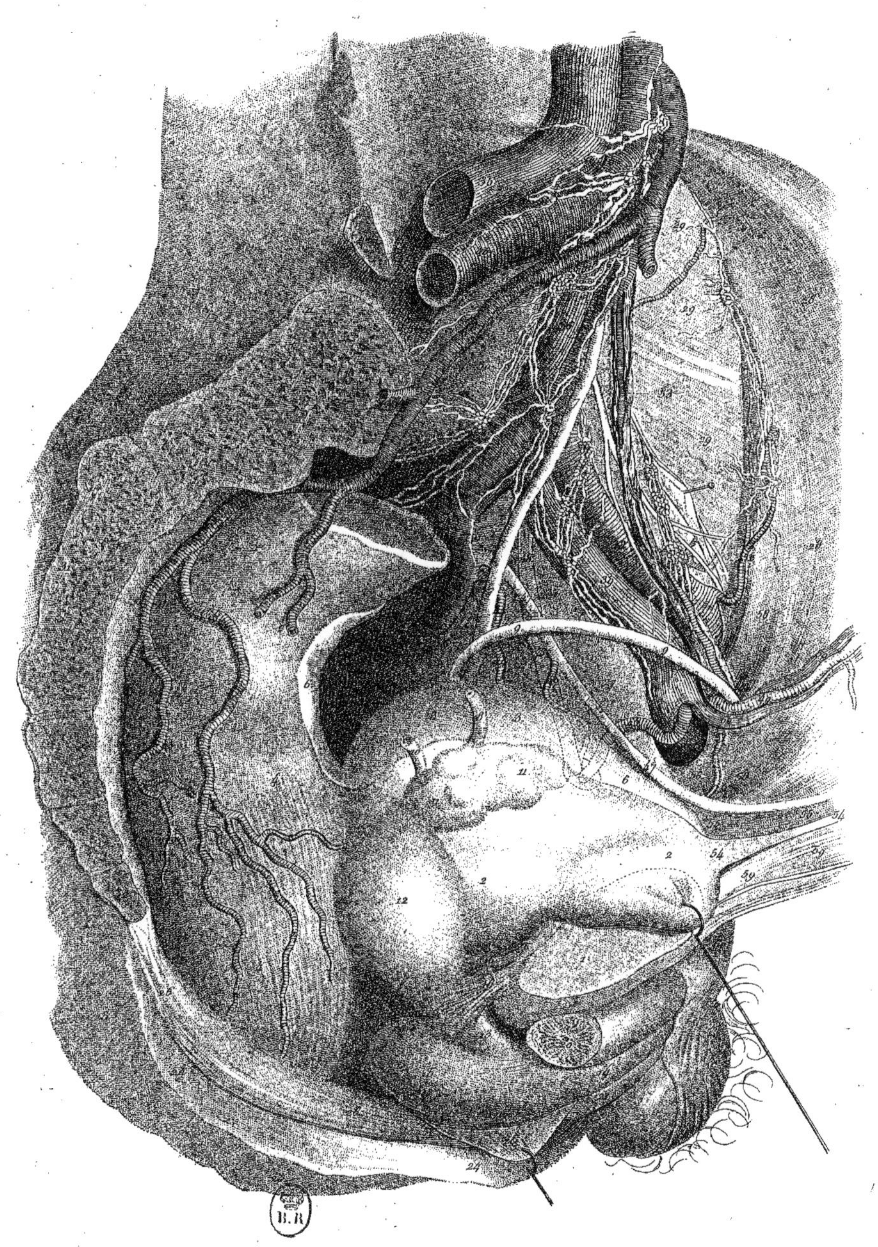

Corbié sc.

PLANCHE IX.

COUPE OBLIQUE DU BASSIN ET DU PÉRINÉE.

Cette planche a pour but de montrer, sous un même point de vue, les rapports de toutes les parties qui entrent dans la composition du bassin, du périnée, des organes génito-urinaires et de la face interne du membre abdominal.

Les objets ont été coupés de gauche à droite, en allant de l'angle interne du canal crural droit à la cavité cotyloïde et à l'ischion gauche, de telle sorte que toute l'arcade pubienne ainsi que la hanche et une partie de l'ischion d'un côté sont enlevés.

1 1. Tiers supérieur de la cuisse.
2 2. Hanche droite.
3 3. Partie postérieure de la hanche gauche.
4 4 4. Téguments du haut de la cuisse, abaissés.
5 5. Lame superficielle ou falciforme du *fascia lata*.
6 6 6. *Fascia* de la cuisse, se continuant en 7, 7, avec l'aponévrose iliaque et le *fascia pelvia*.
8. Reste de l'aponévrose abdominale qui vient concourir à la formation du ligament de Fallope.
9 9. Coupe des muscles larges de l'abdomen.
10. Muscle pectiné.
11. Muscle grêle interne.
12. Muscle premier adducteur.
13. Muscle deuxième adducteur.
14. Muscle troisième adducteur.
15. Muscle obturateur externe.
16. Muscle obturateur interne.
17 17 17 17. Cloisons fibro-celluleuses attenant à l'aponévrose, et qui forment, en s'unissant, une gaîne à chaque muscle.
18. Continuité de l'espace cellulo-graisseux sous-obturateur avec la cavité pelvienne.
19 19. Coupe de la branche horizontale du pubis et de la branche ascendante de l'ischion.
20. Membrane obturatrice, doublée d'une couche celluleuse qui va s'épanouir dans la masse, 21, 18, 17.
22 22. Quelques fibres du releveur de l'anus, venant former les muscles de Wilson.
23. Muscle ischio-caverneux gauche.
24. Racine du corps caverneux droit.
25. Dépression fibreuse qui reçoit la racine du corps caverneux.
26. Aponévrose superficielle, ou inférieure du périnée.
27 27. Aponévrose moyenne, ou *ligament triangulaire* de Colles.
28. Feuillet qui sert d'enveloppe à la prostate.
29. Aponévrose pelvienne, qui se bifurque pour engaîner le muscle obturateur interne au moyen de la couche 30,
Et 31, le bord antérieur de son feuillet antéro-latéral, tandis que
32 montre son point de réflexion pour former l'aponévrose rectale.
33 33 montrent *le fascia pelvia* au-devant du plexus sacré.
34 34 34. *Fascia iliaca.*
35 35. Muscle psoas.
36. Moitié postérieure de la cavité cotyloïde.
37. Restes de l'ischion.
38. Testicule, dont le cordon 39 est retiré de l'abdomen et ramené en dehors des vaisseaux cruraux sur le ligament de Fallope.
40. Vessie vide et modérément tendue avec de érignes.
41 41. Orifice des urètres 42, 42.
Chez un sujet observé, en mai 1833, par M. Civiale, il y en avait trois, et l'un d'eux venait s'ouvrir dans la portion prostatique 46 de l'urètre.
43. Face externe de la prostate.
44. Coupe de la prostate.
45. Portion de la cavité pelvienne qu'on aperçoit derrière la prostate.
46. Portion prostatique de l'urètre.
47. *Verumontanum*, offrant les orifices des canaux éjaculateurs.
48 49. Canaux déférents.
50. Portion membraneuse de l'urètre.
51 51. Glandes de Cowper.
52. Portion bulbeuse de l'urètre.
53 53. Portion spongieuse de l'urètre.
54. Fosse naviculaire.
55 55. Gland, coupé par sa face dorsale.
56. Méat urinaire.

Coupe oblique du Bassin et du Périnée. Pl. 9.

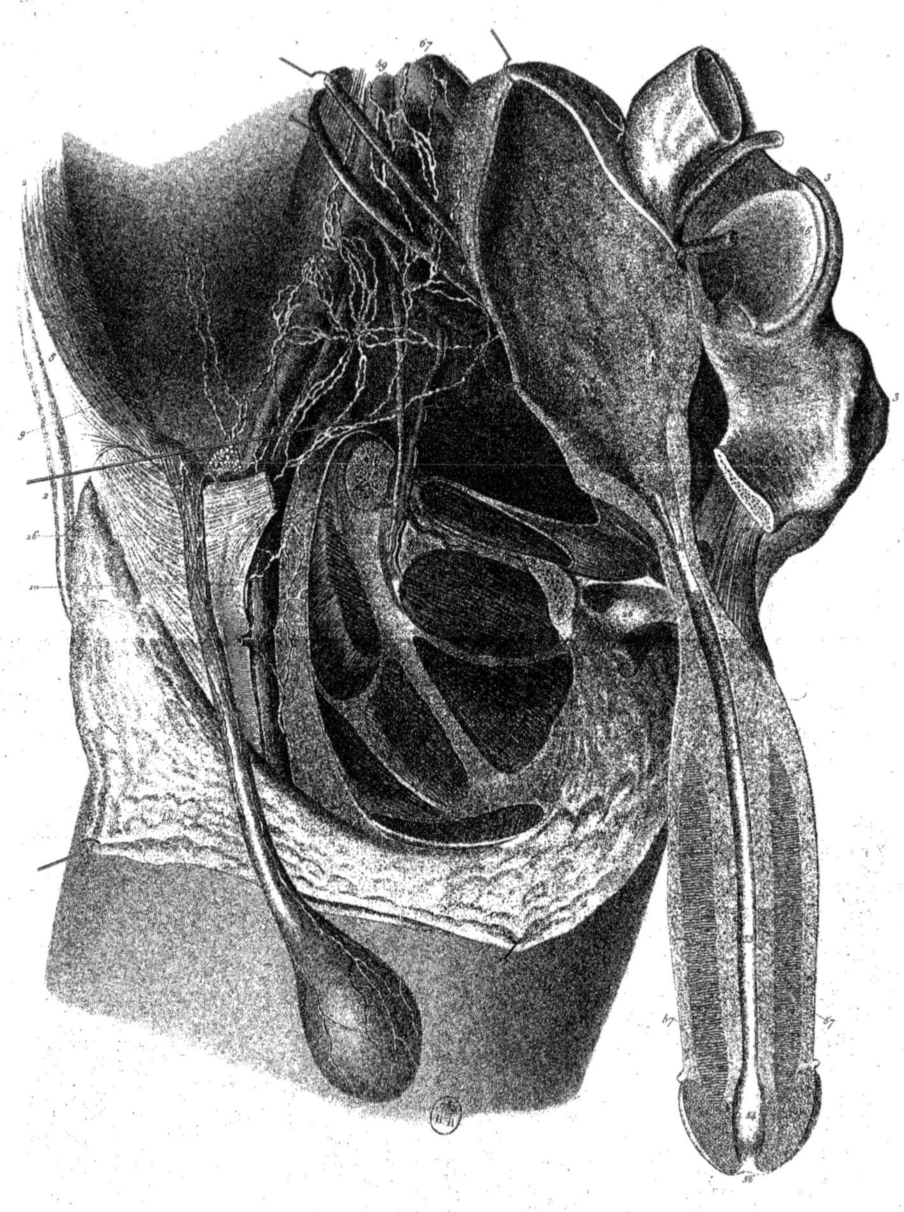

57 57 57 57. Verge fendue par sa face dorsale, et laissant voir son tissu spongieux.
58. Partie supérieure du rectum.
59 59. Artère iliaque primitive.
60. Artère iliaque externe.
61. Artère iliaque interne.
62. Artère fessière.
63. Artère ischiatique.
64. Artère honteuse interne.
65. Artère obturatrice, se bifurquant en 66, après avoir traversé le canal sous-pubien.
67. Fin de la veine cave.
68. Veine iliaque commune.
69. Veine iliaque externe.
70. Veine fémorale.
71. Veine saphène interne.
72. Nerf obturateur.
73 73. Plexus sciatique, s'engageant dans l'ouverture des hernies ischiatiques.

L'urètre, naturellement très-long chez ce sujet, est tiraillé ici au point d'offrir une longueur fort exagérée. Je rappellerai qu'en place et dans le relâchement, je ne lui ai jamais trouvé plus de six pouces et demi, que sa longueur moyenne est de cinq pouces et demi, et que, tendu sur une sonde élastique, il a de sept à neuf pouces et demi. Les soixante-trois cadavres sur lesquels je l'ai mesuré maintenant, ne m'ont offert aucune exception à cette règle, encore confirmée par le tableau ci-joint, que je dois à la complaisance de M. Caillard, prosecteur de l'amphithéâtre des Hôpitaux à la Pitié, et qui porte sur vingt sujets. Ainsi, de cinq à sept pouces dans le relâchement, et de sept à dix dans l'extension, renferment toutes les nuances de sa longueur.

LONGUEUR DE L'URÈTRE.

	VERGE TENDUE SUR LA SONDE AVEC SON MANDRIN.		VERGE ABANDONNÉE A ELLE-MÊME AVEC UNE SONDE SANS MANDRIN.	
	pouces.	lignes.	pouces.	lignes.
1er Sujet.	8	9	5	7
2 —	8	7	5	7
3 —	9	»	6	4
4 —	8	10	5	9
5 —	8	9	5	10
6 —	8	»	5	3
7 —	9	1	6	2
8 —	9	»	6	3
9 —	9	4	6	1
10 —	8	9	5	7
11 —	9	»	6	4
12 —	8	5	5	5
13 —	8	»	5	3 1/2
14 —	7	11	5	8
15 —	8	8	5	9
16 —	8	3	5	7
17 —	9	»	6	5
18 —	9	»	6	4
19 —	8	»	5	7
20 —	8	1	6	»

PLANCHE X.

BASSIN. — ORGANES GÉNITO-URINAIRES DE LA FEMME, VUS DE COTÉ.

(La coupe a été faite à gauche, à près d'un pouce de la ligne médiane. Le cadavre est resté sur le dos, et la cuisse droite allongée. Cette position rend compte de la dépression de la région sacrée et de l'espèce de proéminence que fait la fesse en bas.)

1 1. Cuisse droite.
2 2. Fesse correspondante.
3 3 3. Couche cellulo-graisseuse.
4 4. Coupe du sacrum.
5 5. Sommet du sacrum et du coccyx.
6. Coupe d'une masse apophysaire des vertèbres.
7 7. Vertèbres lombaires.
8 8. Tissu cellulo-graisseux du pénil.
9 9 9. Téguments des parois du ventre.
10 10 10. Aponévrose antérieure du muscle droit.
11 11. Muscle droit lui-même.
12 12 12. Aponévrose postérieure et tissu cellulaire.
13 13. Ouraque, se prolongeant jusqu'à l'ombilic.
14 14 14 14. Coupe du péritoine.
15. Coupe du pubis, un peu à gauche de la symphyse.
16 16 16. Fosse illiaque, tapissée par le péritoine.
17. Portion supérieure du rectum, au-devant de l'articulation sacro-iliaque.
18 18. Portion inférieure du même organe, dont la moitié gauche a été enlevée.
19 19. Replis valvulaires de sa membrane muqueuse, décrits par M. Houston.
20. Rides de l'anus.
21 21 21. Coupe verticale de l'utérus.
22 23. Lèvre du museau de tanche.
24. Cavité du corps, et 25 cavité du col de la matrice.
26 26. Cavité du vagin.
27 27. Cloison recto-vaginale.
28 28 27. Triangle périnéal qui sépare l'anus de la vulve, et qui s'allonge assez pendant l'accouchement pour que le fœtus puisse le traverser après en avoir rompu le centre.
29. Excavation recto-utérine.
30 30 30. Péritoine, passant de la paroi utérine postérieure sur le devant du rectum.
31. Cloison vésico-vaginale.
32. Luette vésicale.
33. Cavité de la vessie.
34 34. Urètre.
35 35. Excavation utéro-vésicale.
36 36 36. Péritoine, allant de la vessie sur le devant de la matrice.
37 37. Ligament rond.
38 38. Couche cellulo-fibreuse qui unit l'arcade pubienne à l'urètre.
39. Coupe de la racine gauche du clitoris.
40 40 40. Trajet, volume, et position du clitoris.
41. Petites lèvres de la vulve.
42 42 42. Grande lèvre droite.
43. Méat urinaire.
44. Colonne antérieure du vagin.
45 45. Caroncules vulvo-vaginales ou myrtiformes.
46 54. Veine iliaque externe droite.
47 53. Artère *id.*
48. Ovaire droit.
49 43. Muscle psoas.
50. Uretère droit.
51 51. Artère iliaque primitive.
52 52. Veine *id.*
55 55. Artère iliaque interne droite.
56 56. Veine *id.*
57 57. Artères ovariques.

Coupe du bassin et des organes genito-urinaires de la femme. P

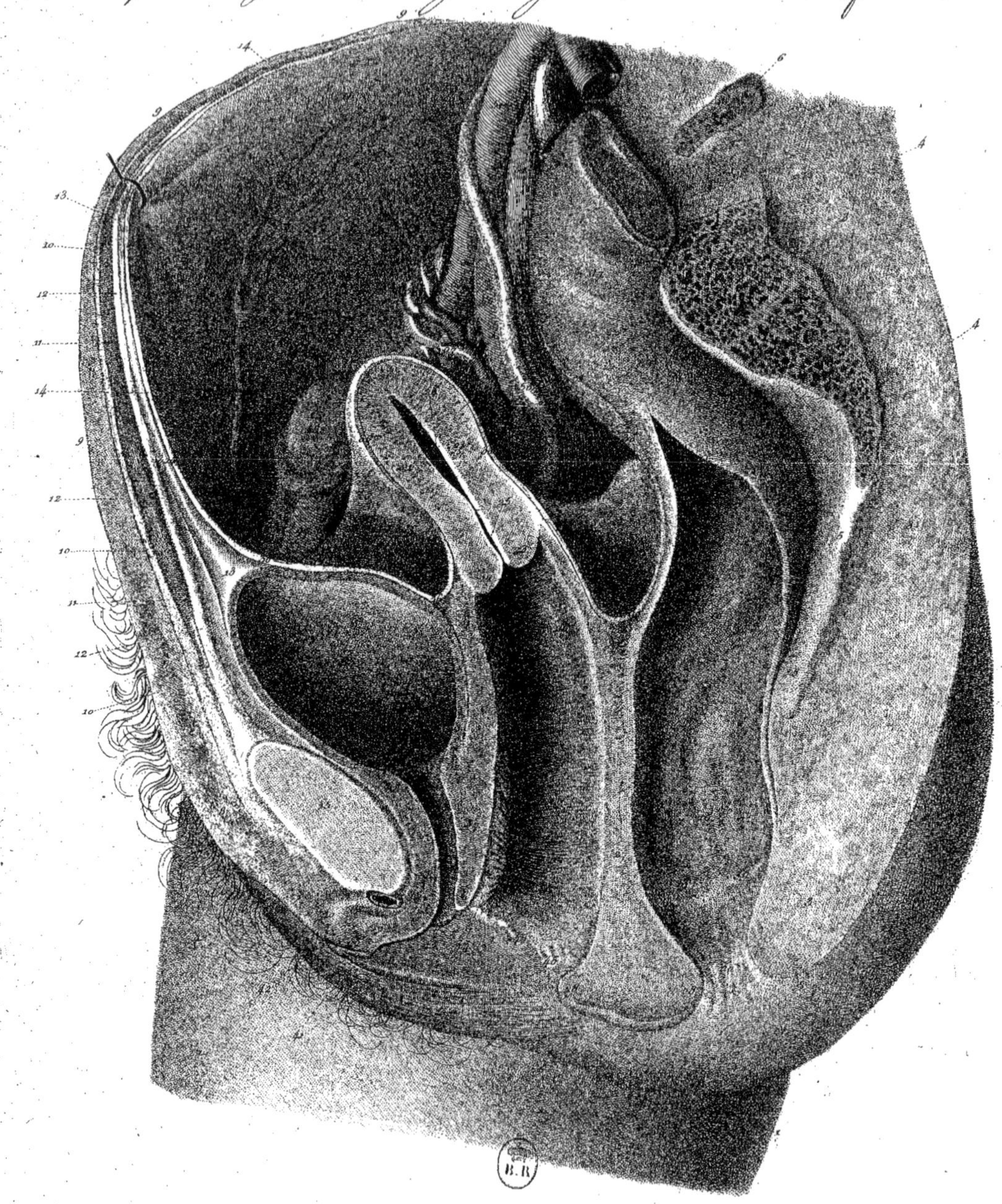

Chanal del. Corbié sc.

PLANCHE XI.

PLI DU BRAS.

---

1 1. Partie inférieure du bras droit.
2 2. Partie supérieure de l'avant-bras.
3 3 3 3. Téguments renversés.
4 4 4. Aponévrose, dont j'ai enlevé un lambeau pour montrer les organes sous-jacents.
5 5. Bandelette fibreuse du biceps.
6 6. Bord, un peu forcé, de l'espèce d'ouverture qu'offre l'aponévrose au pli du bras comme dans l'aine.
7 7. Muscle biceps.
8. Tendon de ce muscle.
9 9. Partie interne du brachial antérieur.
10. Portion externe du même muscle.
11. Racine huméro-cubitale des muscles antérieurs de l'avant-bras.
12 12 12. Artère brachiale, avant sa division.
13 13. Artère radiale.
14. Artère cubitale.
15. Artère inter-osseuse.
16. Artère récurrente radiale antérieure.
17. Veine céphalique.
18. Veine radiale.
19. Veine basilique.
20. Veine cubitale.
21 21. Les deux veines médianes, basilique et céphalique.
22. Veine médiane commune ou antérieure.
23 24. Veines humérales.
25 25. Nerf médian.
26 26 26 26 26. Rameaux du nerf cutané interne.
27 27. Nerf musculo-cutané.
28 28 28 28. Fente pour montrer comment le muscle long supinateur, écarté ici par une épingle, est placé entre deux lames aponévrotiques.
29 29. Couche profonde de cette aponévrose, recouvrant immédiatement les vaisseaux.

Pli du bras.

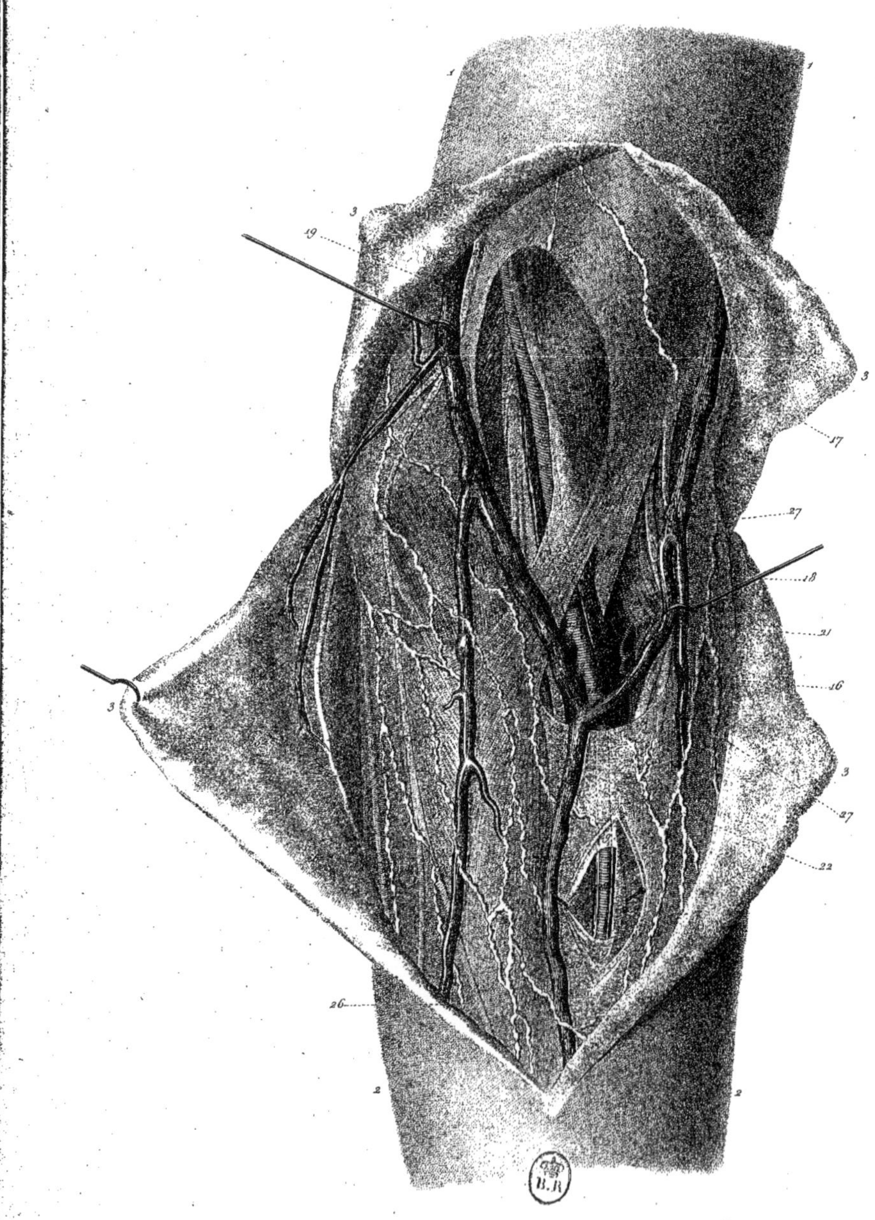

Chazal del.

PLANCHE XII.

RÉGION POPLITÉE.

1 1 1 1. Téguments renversés.
2 2 2 2. Aponévrose renversée.
3 3. Muscle biceps.
4 4. Muscle demi-tendineux.
5 5. Muscle demi-membraneux.
6. Bourse synoviale du demi-membraneux, ouverte pour faire voir le condyle du fémur.
7 7. Muscles jumeaux.
8 8. Artère poplitée.
9 10 12. Artère articulaire supérieure interne.
11 15. Artère articulaire supérieure externe.
13 14. Artères jumelles.
16. Veine poplitée, écartée par une épingle pour mieux laisser voir l'artère.
17 17. Veine saphène externe.
18. Nerf poplité, au moment de sa bifurcation.
19. Nerf poplité externe.
20. Nerf poplité interne.
21. Nerf musculo-cutané.
22 23. Branches qui vont aux parties externes et autres de la jambe.
24. Nerf tibial postérieur.
25 26. Branche musculo-cutanée du nerf tibial postérieur.
27 27 27. Ganglions lymphatiques, avoisinant le côté interne de l'artère.

J'ai eu soin de tenir les muscles écartés dans cette pièce, parce qu'autrement il n'eût pas été possible de faire ressortir convenablement les vaisseaux et les nerfs, parties les plus importantes à montrer.

Région poplitée.

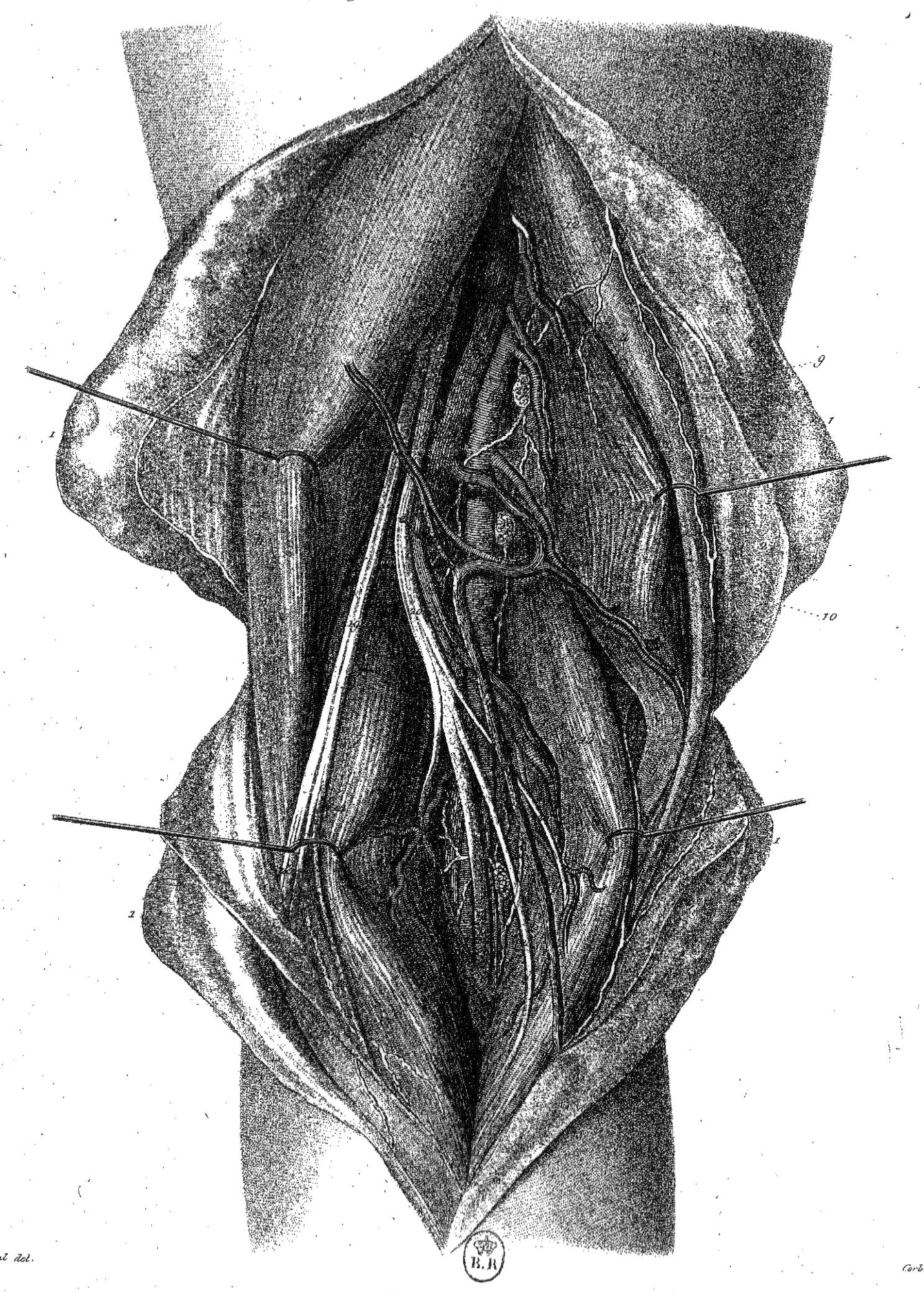

Chazal del. Corbié sc.

PLANCHE XIII.

CUISSE, HORISONTALEMENT COUPÉE COMME DANS L'AMPUTATION, UN PEU AU-DESSOUS DE SA PARTIE MOYENNE.

—

1 1 1 1. Téguments et couche graisseuse, laissant voir en dedans la coupe de la veine saphène interne.

2 2 2 2. *Fascia lata*, formant trois gaînes complètes.

3 3. Brides cellulo-fibreuses qui fixent solidement la peau à l'aponévrose, et qui arrêtent souvent quand on veut relever les téguments dans les amputations.

4. Muscle vaste interne.

5. Muscle vaste externe.

6. Muscle crural.

7. Muscle droit antérieur.

8. Muscle couturier.

9. Muscle droit interne.

10. Portion ischiatique du biceps.

11. Portion fémorale du biceps.

12. Muscle demi-tendineux.

13. Muscle demi-membraneux.

14. Muscle grand adducteur.

15. Muscle adducteur moyen.

16. Artère fémorale.

17. Veine fémorale.

18. Artériole qui va former la grande anastomotique.

19. Deux cordonnets nerveux qui accompagnent les vaisseaux.

20. Nerf sciatique.

21. Artère qui l'accompagne.

22. Coupe du fémur.

On voit ici, comme à la jambe, une foule d'artérioles musculaires, et la série des cloisons fibreuses, qui, avec l'aponévrose externe, forment un étui à chaque muscle.

Coupe de la Cuisse.

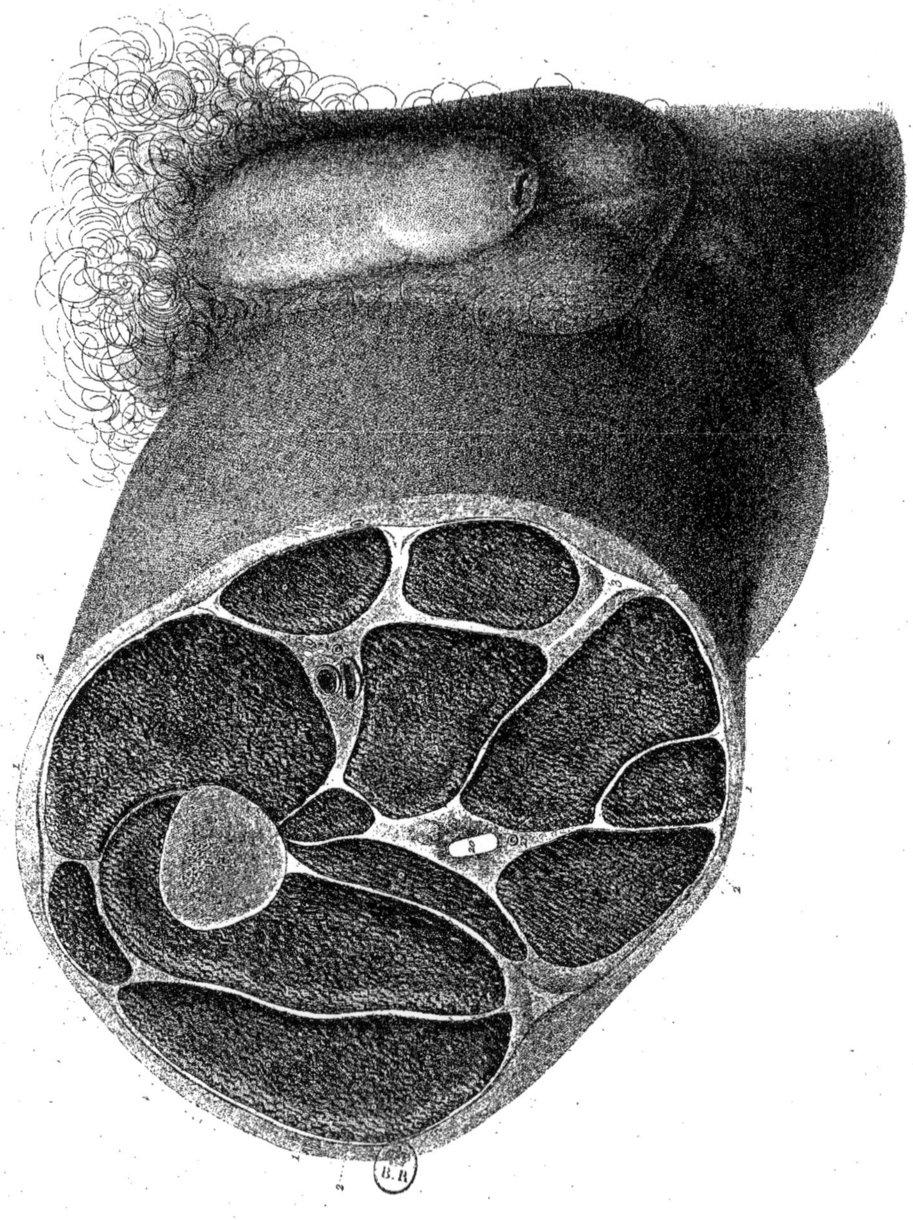

Chazal del.

Carbié sc.

PLANCHE XIV.

COUPE DE LA JAMBE, AU TIERS SUPÉRIEUR DE CE MEMBRE (JAMBE DROITE).

a a. Cuisse modérément écartée du membre analogue du côté opposé.

b. Rotule.

c c. Bosselures formées par les muscles droits antérieur et vaste interne.

d d d. Couche sous-cutanée.

e e e e. Aponévrose.

f. Veine saphène interne, accompagnée de son nerf, g.

h. Prolongement cellulo-fibreux, qui va séparer les muscles jumeaux du soléaire.

i. Prolongement semblable, qui va se fixer au péroné.

k. Jumeau interne.

l. Jumeau externe.

m. Soléaire.

n. Fléchisseur du gros orteil.

o. Masse commune au fléchisseur propre des orteils, et au jambier postérieur.

p. Le péroné.

q r. Péroniers latéraux.

s. Extenseur commun des orteils.

t. Jambier antérieur.

j j j. Cloisons intermusculaires, allant se rendre à l'aponévrose externe.

y y y y y y y y. Cloisons qui, en se réunissant, forment une gaîne à chaque muscle de la jambe.

x a. Ligament, ou membrane inter-osseuse.

z. Petite plaque fibreuse, entre les muscles jambier postérieur et fléchisseur externe commun.

1. Artère tibiale postérieure, très-petite ici.

2. Les deux veines collatérales de l'artère tibiale.

3. Artère péronière, moitié plus grosse.

4. Artère anormale.

5 5. Veine péronière.

6. Nerf tibial postérieur.

7. Artère tibiale antérieure.

8 9. Veines concomittantes.

10 10 10 10, etc. Artérioles renfermées dans l'épaisseur des muscles.

Coupe de la Jambe.

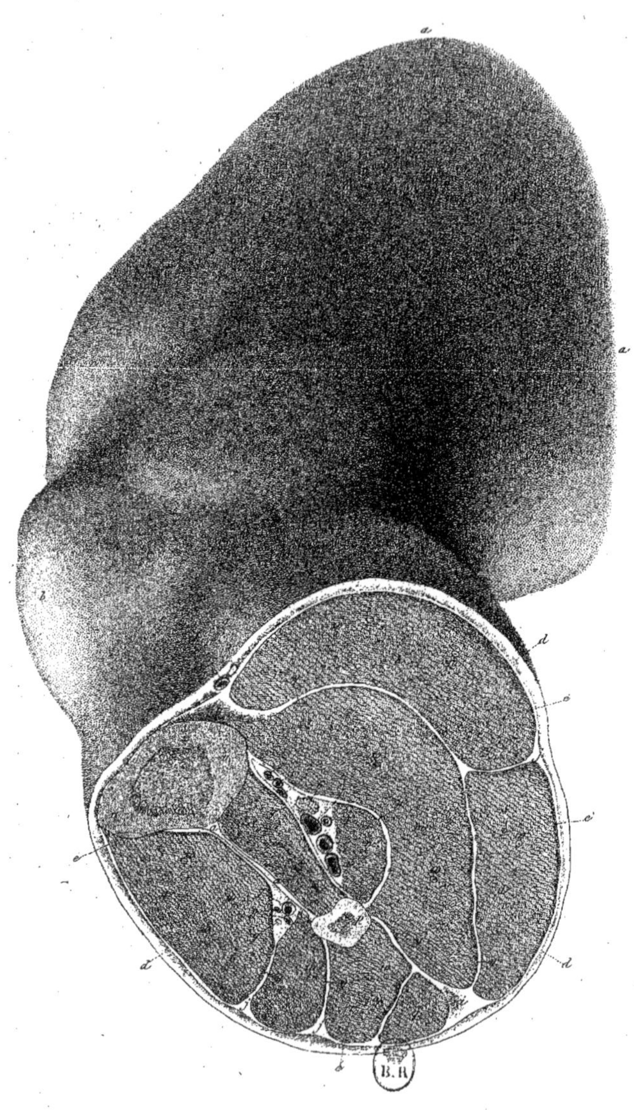

Chazal del.

Corbié sc

www.ingramcontent.com/pod-product-compliance
Ingram Content Group UK Ltd.
Pitfield, Milton Keynes, MK11 3LW, UK
UKHW021012200726
13857UKWH00004B/1412

9 782012 941847